I0705588

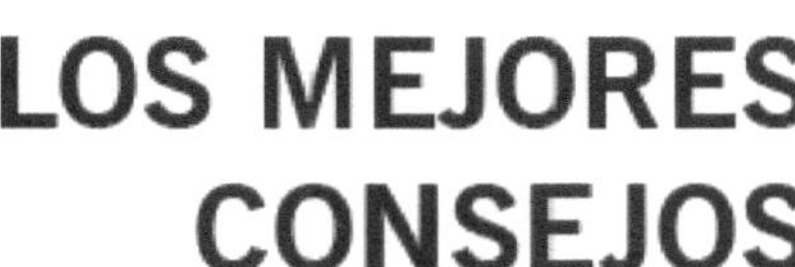

LOS MEJORES
CONSEJOS

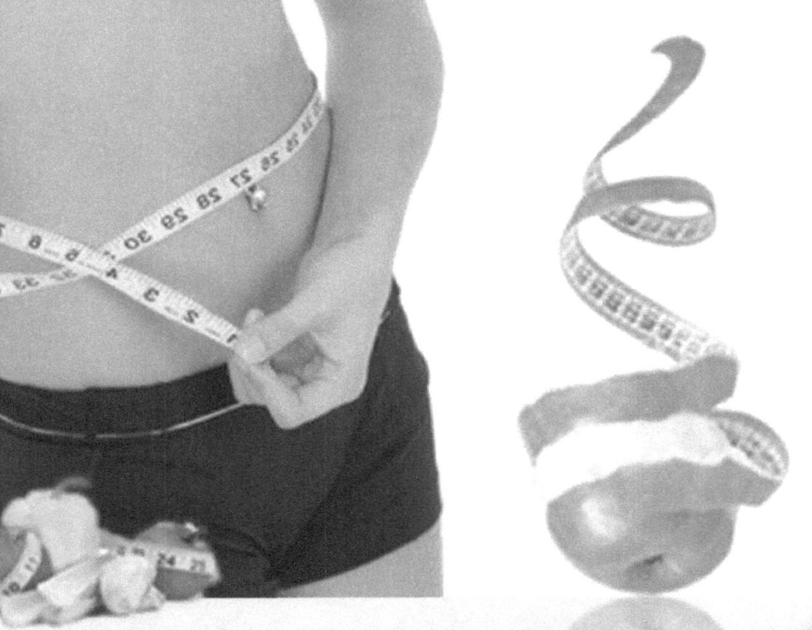

Perder 10Kg
con tus actividades diarias

Consejos Para Perder hasta 10 kilos Con Tus Actividades Diarias

<u>**INTRODUCCIÓN**</u>

Los buenos viejos días...
Hubo un tiempo en este mundo cuando la necesidad de bajar de peso era completamente desconocida. La gente comía bien, sin embargo el trabajo que realizaban les permitía comer sin excederse de peso.

Se despertaban temprano en la mañana y luego participaban en sus respectivos trabajos durante todo un día. Este trabajo era básicamente.

La gente trabajaba en la excavación de los campos, siembra, cosecha, se labraba la tierra montados a caballo, trabajaban en granjas y ranchos. El resultado fue que podían permitirse el lujo de comer casi cualquier cosa que quisieran en grandes cantidades.

Pero eso fue hace años. El mundo ha cambiado mucho desde aquellos días. Los estilos de vida han cambiado y las comodidades y servicios han aumentado de manera desorbitante. Sin embargo, cada rosa tiene su espina.

Como resultado de todas estas comodidades y servicios, el bienestar físico ha cambiado realmente. La mayoría de nosotros tenemos trabajos sedentarios que exigen poco o ningún ejercicio en absoluto.

Para decirlo simplemente, las cosas han llegado a ser condenadamente fáciles. Y así como es de esperar, el aumento de peso se ha convertido en una gran preocupación para casi todos los habitantes del planeta.

Durante el período de la juventud, no es una preocupación importante. El joven prácticamente no come nada y los problemas de peso no le molestan tanto.

Pero tan pronto como se aproxime a los veinte años, comenzará a mostrar signos de aumento de peso y en todos los lugares equivocados.

No se trata de la figura de reloj de arena o el cuerpo perfectamente esculpido y tonificado. Se trata más bien de mantenerse en forma y mantenerse saludables para garantizar una larga vida, libre de enfermedades.

Todo el mundo sabe que esos kilos de más desembocan en un episodio de enfermedad. En todo el mundo la gente está cambiando por un estilo de vida más saludable y la línea de captura principal de hecho, es la pérdida de peso.

Este libro está dedicado exclusivamente a la causa de la pérdida de peso y también en las formas más sorprendentes que has oído hablar. Sólo hay una cosa que hay que tener en cuenta. La pérdida de peso no sucede por sí sola.

Sólo hay dos maneras de lograrlo...

La primera es controlando todo aquello que comes y la segunda es ver que obtiene tu cuerpo con el ejercicio. (Este informe ofrece consejos para los dos.)

A medida que pasas por las páginas siguientes, mi anhelo es que estés continuamente sorprendido por todas las cosas "diarias" que puedes hacer para perder 10 libras... o más.

Así que sigue atentamente estos Consejos para perder hasta 10 kilos con tus actividades diarias, que cambiaran tu vida para siempre.

Ahora si es momento de comenzar, vamos!!

1.

Bebe mucha agua. Nuestro cuerpo necesita una gran cantidad de agua. El agua no es la manera de eliminar las toxinas, pero si tienes más agua en tu cuerpo, por lo general, te sentirás más saludable y en forma.

Esto sí que va a desalentar cualquier tipo de dolencia en la garganta. Lo mejor es que el agua no tiene calorías es en absoluto.

2.

Comienza el día con un vaso de agua. Tan pronto como te despiertas, beber de un trago un vaso de agua fría. Es una forma maravillosa de empezar el día y después de eso, sólo necesitaras una cantidad menor de la bebida del desayuno.

Un vaso de agua deja salir todos los jugos digestivos y así se lubrica el interior de tu cuerpo. Puedes tomar mañana tu taza de té, pero siempre después de un vaso de agua. Es bueno para ti.

3.

Bebe un vaso de agua antes de empezar la comida. El agua, naturalmente, necesita un poco de espacio para que te sientas más lleno sin tener que atracarte con la comida.

4.

Ingiere otro vaso de agua mientras estas haciendo o esperando la comida. De nuevo, esto es otra manera de saciar un poco el vacio de tu estomago, y así podrás levantarte de la mesa comiendo realmente menos, y, aun así, igualmente te sentirás lleno.

Es aconsejable, que este vaso de agua, en lugar de beberlo de un trago, lo tomes de a sorbos y lo hagas después de cada bocado. Esto ayudará a que los alimentos se asimilen más rápido y así tendrás la sensación de que estás lleno antes de lo que crees.

Nota al margen: El agua es muy importante y vital para cada uno de nosotros, pero rara vez le damos el crédito que merece. ¿Sabías que más del 66% de tu peso corporal no es más que agua? ¡Es increíble!

El agua también juega un rol fundamental en el control del peso, por ello es que dedique tanto espacio a él, arriba.

5.
Evita las bebidas endulzadas en botella, especialmente los refrescos o gaseosas. Despídete de todos los refrescos de cola y bebidas gaseosas que están endulzadas con azúcar: el azúcar aporta calorías.

Cuanto antes puedas cortar la ingesta de estas bebidas endulzadas, será mejor para ti. Así que si en un evento especial o acontecimiento en particular decides beber refrescos, te recomiendo que elijas las gaseosas dietéticas.

6.
Incluye en tu dieta los alimentos que contienen más agua. Algún ejemplo de ellos pueden ser los tomates y sandías. Estos contienen entre un 90-95% de agua, por lo que no hay nada que puedas perder si te das un festín con ellos. Te llenan sin añadir ni un gramo.

7.
Come frutas frescas en lugar de beber jugo de fruta. El jugo es a menudo edulcorado, pero las frutas tienen azúcares naturales. Cuando comes frutas, incorporas una gran cantidad de fibra, la cual es muy necesaria para el cuerpo, y las frutas, por supuesto, son una excelente fuente de vitaminas.

8.
Si tienes un deseo de tomar un jugo de fruta será mucho mejor si

tomas un jugo de fruta fresca en lugar de estos que contienen sabores artificiales y colores.

O mejor aún será, si tratas de hacer tu propio jugo de fruta, eso sí con mucho cuidado de no endulzarlo con demasiadas calorías.

9.
Elije comer frutas frescas. Las frutas en conserva no tienen tanta fibra como las frutas frescas. Además, las frutas en conservas son casi siempre endulzadas con demasiadas calorías y no tienen gran aporte de vitaminas.

10.
Aumenta el consumo de fibra. Como he mencionado, el cuerpo necesita una gran cantidad de fibra para no solo estar en forma, sino que también estar saludable. Así que trata de incluir en tu dieta las frutas y verduras, tanto como sea posible.

11.
Vuélvete loco por las hortalizas. Las verduras son la mejor opción cuando se trata de perder kilos. La naturaleza tiene una extensión excelente a la hora de elegir las verduras.

Y las verduras de hoja verde son su mejor apuesta. Trata de incluir una ensalada dentro de tu dieta, siempre.

12.
Come de manera inteligente. La diferencia entre el hombre y la bestia es que son conducidos por la inteligencia, mientras que las bestias son impulsadas por el instinto.

No te limites a comer algo porque simplemente sientes ganas de hacerlo. Lo mejor sería preguntarle a tu auto (cuerpo) si realmente lo necesita.

13.
Cuida lo que comes. Mantén un ojo vigilante sobre todas las cosas

que estas incorporando en tu cuerpo. A veces los aderezos pueden ser más rico que el propio alimento.

Estos acompañamientos también pueden ser muy perjudiciales. Recuerda es lo más fácil del mundo comer algo sin darse cuenta de que, no deberías haberlo comido. Utiliza tu memoria selectiva.

14.
Control de los dulces. Las cosas dulces generalmente (por no decir siempre) significan más calorías. Es natural que tengamos alguna que otra vez, antojos de cosas dulces, sobre todo chocolates.

Lo más fácil para no caer en la tentación de comer dulces, es recordar que cada vez que consumes algo dulce, tengas presente que estas calorías y grasas van a agregarse en alguna parte de tu cuerpo.

15.
Fijar los horarios de las comidas y respetarlos. Trata de comer tus alimentos en horarios fijos del día. En caso de compromisos impostergables, puedes correr tu horario por media o una hora, pero nada más que eso.

De lo contrario afectaras tu patrón de alimentación, y el resultado puede ser una pérdida de apetito o gran sensación de hambre que hará que comas demás de lo que requieres en tu siguiente comida.

16.
Come sólo cuando tengas hambre. Algunos de nosotros tenemos la tendencia a comer cada vez que vemos la comida.
Entender que el efecto de toda una semana de dieta se puede perder por sólo la comida de una fiesta y solo en un día, ayudara a ser más disciplinados en la dieta.

Siempre que se te ofrezca algo de comer, no tienes que rechazarla por completo, puedes probar un poco y descansar o sólo dar un mordisco. Así no tendrás que luchar en tu mente con tus modales y la dieta.

17.

Olvida los bocadillos entre comidas. No caigas en esta costumbre de comer bocadillos entre comidas. Esto es especialmente para aquellos que tienen que viajar mucho.

Ellos sienten que la única vez que puede conseguir algo rico de comer son los aperitivos y la comida chatarra.

El principal problema con la mayoría de estos aperitivos y la comida chatarra es que por lo general, llenan menos que un plato de buena comida y también contienen mucha grasa y calorías.

Basta con pensar en las patatas fritas., realmente son muy tentadoras, pero engordan terriblemente.

18.

Una solución a los baches de tiempo que tienes, y comienzas a sentir hambre, son los sacó de vegetales, solo si es necesario. Es normal que puedas tener punzadas de hambre entre las comidas. Y por suerte es algo que se puede controlar muy bien consumiendo algún vegetal crudo.

Una muy buena opción es comer zanahorias. Son una excelente manera de satisfacer los dolores de hambre y además son buenas para los ojos y los dientes.

Es cierto que podría terminar siendo llamado Bugs Bunny, pero siempre será mejor ser Bugs Bunny que llamado gordo.

19.

Tomar té y café. El té y el café son inofensivos por sí mismos. El problema es cuando se agrega la crema y el azúcar que se conviertan en engorde.

¿Sabías que tomar una taza de té o de café que tiene crema y al menos dos cubos de azúcar, es tan malo como tener un gran trozo de pastel de chocolate?

20.
Trata de mantener el té y el café negro. De esta manera el té o el café pueden ser buenos para ti. Pero personalmente me gustaría recomendar el té en vez de café.

La cafeína en el café no es muy buena para ti porque es un alcaloide y puede afectar a otras funciones de tu cuerpo como el metabolismo.

21.
Cuenta las calorías que consumes. Es una buena idea tener una noción de las calorías que la mayoría de los alimentos tienen. Puedes hacerlo checando la etiqueta del producto, allí encontraras las calorías que contiene.

22.
Asegúrate de quemar esas calorías demás al final de la semana. Si sientes que has consumido más calorías de las que debes, durante la semana, el resultado de lo que sucede ya sabes cuál es, a continuación, lo que debes hacer es trabajar para que esas calorías adicionales, sean eliminadas al final de la semana.

23.
Mantente alejado de las cosas fritas. Para estas tienes un absoluto No. Cuantas más cosas fritas evites, menor será el peso que ganarás.

Este tipo de alimentos fritos en aceite o grasa y pocas veces el exceso de ellos es eliminado. E incluso si el aceite externo se drena, todavía hay mucho petróleo escondido en ellos por eso es que debes alejarte de ellos.

24.

No saltees las comidas. Lo peor que puedes hacer mientras estás llevando una dieta, es saltearse una comida. En realidad, solo conseguirás que se produzca el efecto contrario de lo que quieres. Necesitas tener por lo menos cuatro comidas regulares cada día.

25.

Las verduras frescas son mejores que los vegetales cocidos o en lata. Trata de comer los vegetales crudos. Cuando se los cocina, les estas quitando casi la mitad de las vitaminas que puedes obtener de ellos.

Las hortalizas en conserva también son procesadas y no son ni la mitad de buenas, como las verduras frescas. Cuando compras vegetales debes verificar que en la etiqueta diga que es libre de pesticidas.

26.

Nada más que un huevo al día. Los huevos no son una idea tan brillante. Deberías reducir el consumo de huevos, a tal vez tres veces por semana. Para aquellas personas que son fans del huevo, puede consumir hasta un huevo al día, pero nada más que eso.

27.

Hacer de los chocolates un lujo y no una rutina. Chocolates no son o al menos no deberían ser una parte de tu dieta. Así que no debes hacer demasiados permitidos con ellos.

Incluso los chocolates amargos no son buenos para ti, a pesar de que el azúcar es menos, aún existe la crema en ellos.

28.

Escoge una variedad de comida de todos los grupos de alimentos, diariamente. Esta es una buena manera de mantener controladas las enfermedades producidas por la deficiencia de algún tipo de alimento.

Cambia el menú incluidos de tu dieta diaria. Esta es una estrategia además para no aburrirte y cansarte de las dietas. Tienes que ayudarte experimentando con una amplia variedad de platos, siempre y cuando sean sanos.

29.
Tienes que decir NO a las bebidas alcohólicas. Las bebidas alcohólicas tampoco son buenas para ti. La cerveza por si sola, no hará que engordes y ni el resto de las bebidas alcohólicas aumentaran tus kilos por sí mismas.

El punto es que después de un par de tragos, ya no estarás en condiciones de controlar tu régimen y tu apetito también será algo con lo que tendrás que combatir.

30.
Trata de tomar el desayuno una hora luego de despertar. Siempre es mejor tomar el desayuno después de una hora de despertar para que tu cuerpo pueda cargar con la energía que necesita para el día.

La idea no es esperar a que tu auto tenga mucha hambre. El desayuno es la comida más importante del día, pero eso no quiere decir que debe ser la comida más que mas te llene de la jornada.

31.
Del 50 al 55% de tu dieta deben ser hidratos de carbono. Es un mito eso que debes tratar de evitar los hidratos de carbono cuando estás a dieta.

Yo diría, que más bien al revés. Los carbohidratos son una fuente de energía y por ello es que el 50 o 55% de la dieta deben ser hidratos de carbono.

32.
Del 25 a 30% del régimen deben ser proteínas. Diversos procesos y actividades están ocurriendo en nuestro cuerpo. Las cosas se descomponen y se están construyendo de nuevo.

La resistencia tiene que ser construida, para la recuperación de una enfermedad también se necesitan proteínas, por ello es que para velar por el bienestar de tu cuerpo es que el 25 y el 30% del régimen se compone de proteínas.

33.
Las grasas sólo deben ser del 15 a 20%. Sólo necesitas esta cantidad de grasa en plan alimenticio para mantener así.

34.
Trata de adoptar una dieta vegetariana. Una dieta vegetariana es, sin duda, mejor para cuidarse que cualquier otra dieta. Hay un montón de ventajas de mantener a una dieta vegetariana, pero no quiero cantar una oda al vegetarianismo ahora. Podrías adoptar esta dieta y los fines de semana incluir algún tipo de animal.

35.
Elije carnes blancas en lugar de rojas. La carne blanca, que incluye los peces y las aves de corral, es infinitamente mejor que la carne roja para aquellas personas que están queriendo perder peso. Las carnes rojas incluyen: la carne de cerdo y vaca.

36.
Los panes de fibra y los multi cereales son mejores que el pan blanco. ¿Recuerdas que te dije cómo aumentar el contenido de fibra en los alimentos?; y esta es la respuesta a eso. No sólo es mejor en términos del contenido de la fibra, sino también en términos del contenido de proteínas.

37.
Reduce el consumo de carne de cerdo. La carne de cerdo no es algo que puede ayudar a perder peso. Así que la carne de cerdo que consumes debe ser la de menor cantidad dentro de tu plan alimenticio. Y recuerda que el cerdo incluye los productos que derivan de esta carne, es decir: el tocino, jamón y embutidos.

38.

Limita el consumo de azúcar. Si no puedes consumir las infusiones sin azúcar, puedes optar por los sustitutos del azúcar. Uno de ellos es el edulcorante, que ciertamente no engorda.

39.

Pastar 5-6 veces al día. En lugar de apegarse a sólo tres comidas al día, trata realizar el pastoreo. Esto significa tratar de hacer 5 o 6 comidas pequeñas, en lugar de tres comidas de gran tamaño. Es una excelente manera de tener incorporar menor cantidad de alimentos.

40.

Hay que evitar muchas cosas dentro de un régimen, pero puede suceder que alguna vez tengas un deseo inquebrantable de algo "no permitido" dentro del plan alimenticio que estas llevando, en ese caso No debes evitarlo por completo.

Puedes intentar engañar tu paladar, con los alimentos no permitidos y disfrutar de ellos de vez en cuando. Pero ten cuidado, solo tienes que sentir un hormigueo en tu boca, no empaparte con su sabor. Una buena forma de no abusar de este permiso es, compartirlo con los demás.

41.

Controlar la ingesta de grasa. Cada gramo de grasa contiene 9 calorías así que debes leer el total de calorías en un alimento y saber la cantidad de grasa que contiene el mismo.

Se puede estimar el% de grasa, en ningún caso o circunstancia puede ser superior al 30% de los alimentos.

42.

pasarse con la sal, es muy fácil, mucha sal es una de las causas de la obesidad. Uno de los puntos dentro de tus objetivos, debe ser el de bajar realmente el consumo de sal. Trata de reducir el consumo de sal a la mitad de lo que fue el año pasado.

43.

Cambia la mantequilla de mesa por la mantequilla sin colesterol. Cuentas con la opción de cambiar un alimento alto en grasa por el mismo (prácticamente) pero solo que más saludable para ti.

De esta manera puede darte un gustito. Ten en cuenta que estos pequeños cambios forman parte de un largo camino hacia la reducción de peso.

44.

En lugar de freír los alimentos, prueba con hornearlos, así los estarás consumiendo sin nada de grasa. Hornear es un método de cocción más saludable que preparar los alimentos para freírlos y sin embargo mantienen su sabor. Hornear quiere decir con menos aceite o grasa, pero no por ello, menos rico.

45.

Usa un material antiadherente para cocinar, para que no tengas que agregar el aceite. La regla de oro es tratar de evitar tanto aceite y materia grasa como sea posible y una sartén antiadherente es la solución perfecta a este problema.

46.

Hervir las verduras en vez de cocinar, o mejor aún, comerlas frescas. Sin embargo, si no te gusta comer las verduras así, trata de hacerlas al vapor y sin añadir absolutamente nada.

Esta es probablemente la forma más sana de comer coles, coliflores y una gran cantidad de otras verduras buenas para la salud y para el peso.

47.

Lleva contigo el perejil. El perejil es un aperitivo excelente para comer entre las comidas. No sólo es bueno para ti en términos de vitaminas, sino que también es una manera perfecta de mantener tu aliento más fresco.

48.

Elije sustitutos bajos en grasa o sin sustitutos de la grasa. Hay un montón de productos bajos en contenido de grasa, o incluso hay sustitutos de la grasa misma, disponibles en el mercado, entonces, ¿por qué no elegir sabiamente?

Otro gran beneficio que tiene las bajas calorías es que son mucho mejor para tu corazón también. Muchas personas salen de compras y simplemente se limitan a recoger lo que pueden.

Ellos no se molestan en averiguar si existen sustitutos más sanos de lo que están buscando.

En los mercados de hoy, se puede encontrar con una gran variedad de productos bajas calorías, la mayoría de las empresas que fabrica productos para consumir, han tenido que ofrecer esta nueva línea bajas calorías.

De hecho, con todo el revuelo que se está realizando sobre la pérdida de peso, los productos bajos en sustitutos de la grasa y los no sustitutos de la grasa están golpeando las gradas más rápido que los hongos que brotan después de las primeras lluvias.

Así que la próxima vez que entres en las tiendas, en lugar de recoger los productos que siempre has llevado, tendrás que buscar sustitutos de estos, con bajas calorías.

Recuerda que nuestro cuerpo necesita nutrientes y no sólo las calorías. Las grasas nos dan nutrientes, pero con más calorías que las proteínas o los hidratos de carbono lo hacen.

49.
Evita las dietas de choque. Estas son malas para la salud y es muy posible que ganes lo que has perdido, una vez que tomes un descanso. Las dietas intensivas no son una solución a la pérdida de peso.

Podría parecer como si has perdido algunas libras, pero el momento en que decides renunciar a la dieta de choque, cada kilo se recuperará y con creces.

Míralo de la siguiente manera. ¿Crees que es posible que una persona pueda sobrevivir con una dieta de choque para el resto de su vida? ¡Por supuesto que no!

Así que en algún momento u otro, tendrás que renunciar a la dieta de choque y, a continuación podrás ver por ti mismo, que una dieta de choque hace más daño que bien, a largo plazo.

Las dietas estrictas pueden tener un montón de promesas, pero muy rara vez estas promesas son verosímiles. Las dietas drásticas son las que las personas realizan con el fin de llevar un viejo vestido o traje para una ocasión especial. Ese es el único propósito en el que podemos decir que sirve.

50.
Dios nos dio los dientes por una razón ...
Por lo tanto debemos desarrollar el hábito de masticar todos los alimentos, incluidos los alimentos líquidos y blandos, (como dulces, helados, etc.), por lo menos de 8 a 12 veces.

Esto es esencial para agregar la saliva a los alimentos, ya que sólo es en la saliva, que el azúcar es digerido.

Si simplemente introduces el alimento en tu boca y lo tragas, no permites que la digestión se lleve a cabo correctamente. Casi no das tiempo a la saliva para actuar en la comida.

Por el contrario, si masticas adecuadamente los alimentos, acumulas saliva y dejas que esta trabaje para llevar a cabo la digestión como se debería y produzca de manera eficaz los beneficios que tiene.

51.

Un vaso de vino seco es mejor que el vino dulce. Los vinos dulces naturales contienen una gran cantidad de azúcar. Por otra parte, en los vinos secos, la mayor parte del azúcar se ha fermentado a la distancia, por ello es que, desde el punto de vista del peso, los vinos secos son mejores que los vinos dulces.

52.

Cuando decides que es hora de empezar a hacer ejercicio, comienza lentamente y no te desanimes si no logras tus metas después de la primera semana.

Muchas personas cometen este error. Ellos sienten que, si realmente empujan a sus cuerpos, pueden perder más peso con solo un par de salidas después del trabajo. Esto no se producirá así, de hecho, es una cosa muy seria.

Si tratas de forzar tu cuerpo demasiado en los primeros meses, es probable que termines con esguince en las articulaciones, dolor de espalda e incluso rotura de ligamentos. La regla por seguir aquí es ir lento y constante para ganar la carrera.

53.

Controla tu peso antes de comenzar la rutina y mantén el control de los cambios de este, pero no esperes un cambio radical de inmediato, podrían pasar una o dos semanas (incluso mas), antes de que notes algún cambio.

Sin embargo, es importante que sigas vigilando tu peso. Puedes tener en cuenta el hecho de que incluso una pérdida de unas cuantas libras es un gran logro.

54.

Cuando percibes algún cambio, es momento de recompensarse. Cuando digo una recompensa, no me refiero a salir corriendo por algunas golosinas, como chocolates o dulces.

Tal vez podrías ir a ver una película o comprar algo para ti mismo, como una prenda nueva o por qué no, una baratija.

Esto es algo que te alentara a seguir adelante. También es una buena idea como método de ahorro del dinero, que gastarías en helados y chocolates y, además continúas con el tratamiento para bajar de peso.

55.

Puedes tomar un día libre de ejercicio cada semana. Esto no es sólo una idea muy buena, aunque te parezca extraño, es parte de la rutina de ejercicios.

Tienes que comprender que tu cuerpo necesita un día libre de la rutina de ejercicios, esta es la manera correcta de llevar adelante un plan de entrenamiento físico.

56.

Otro secreto a la hora de elegir un eficaz plan de entrenamiento, es hacer ejercicios al aire libre, siempre y cuando sea posible. Hay dos ventajas de hacer actividades físicas en lugares abiertos.

Una de las ventajas es que le das a tu cuerpo la oportunidad de obtener una gran cantidad de aire fresco y sol necesarios para mantener la salud.

La segunda ventaja es que el entorno te mantendrá animado y es una forma de romper con la tediosa rutina de estar encerrado todo el día.

57.

Busca información sobre el ejercicio, hay un montón de cosas que puedes hacer en casa. Una amplia investigación sobre diferentes actividades, que tipo de ejercicios y sus beneficios están fácilmente disponibles.

Puedes tratar de navegar por la red o conseguir un libro o dos, sobre cómo hacer ejercicio en casa. Esta información será útil para que sepas lo mucho que tienes que trabajar en cada ejercicio específico con el fin de quemar el número deseado de calorías.

58.

Trata de conseguir a alguien para ejercer junto a ti. Es muy importante sentirse acompañado en esta etapa de bajar de peso y mantenerse saludable, sin embargo, la persona que te acompañe debe ser alguien comprometido con este plan o bien tu interés puede disminuir.

El mayor beneficio que tiene para ti, realizar las actividades físicas junto a otra persona es que, es que te entusiasmará y te mantendrá en marcha.

Puede haber días en los que te sientes demasiado perezoso para arrastrarte fuera de la cama por las mañanas. En esos días, el mero conocimiento de que alguien más está esperando será suficiente para animarte a deslizarte fuera de la cama.

Otra ventaja es que se puede discutir el progreso y los temores con la otra persona. Además, si puedes reunirte con una persona con la cual simpatizas aumentara significativamente tu entusiasmo. Esta es una buena manera de motivarse uno mismo.

59.
Parar cuando el cuerpo ha tenido suficiente. No tiene ningún sentido seguir forzando tu cuerpo por encima de sus propias limitaciones. Cuando has trabajado durante un tiempo considerable, tu cuerpo comenzará a dar señales.

Presta atención a esas señales. Esto es particularmente cierto en las fases iniciales. Toma un paso a la vez. Para cuando siente que te está faltando el aire o cuando una parte de tu cuerpo te dice que ha tenido suficiente.

60.
Si deseas aumentar el tiempo de ejercicio o realizar algún trabajo fuera de tu rutina, debes hacerlo gradualmente y no en pasos bruscos. La mayoría de nosotros tendemos a aumentar sin control la rutina de ejercicios físicos solo porque creemos que ya estamos listos.

Está bien que poco a poco vayas exigiendo un poco más a tu cuerpo, pero siempre ese proceso debe ser lento. Tú debes cuidar a tu cuerpo y realizar las actividades y el aumento de las mismas, según las necesidades del mismo.

61.

Selecciona un patrón de ejercicio que más se adapte a tu estilo de vida. Todas las personas tenemos estilos de vida y profesiones diferentes, por lo que no tiene sentido tratar de seguir el libro de manera estricta.

Trata de seguir una rutina de ejercicios que sea adecuada para ti. Tienes que entender que incluso más importante que la propia operación en sí, es pegarse a esa rutina. Así que a menos que elijas una que puedas adaptarlo a tu estilo de vida, no vas a pegarte a ella.

62.

No te pares, siempre sigue a pie. Si puedes caminar y luego continuar será mucho mejor. No te detengas en una posición fija. La estimulación continua es muy beneficiosa.

Si estás pensando profundamente sobre algo, trata de continuar con la estimulación mientras lo haces, también será de ayuda en tu pensamiento.

63.

No te sientes, mantente parado. Si puedes estar parado, entonces no te sientes. La regla de oro es elegir una posición que sea menos cómoda. La explicación es realmente lógica.

Si te reposas en una cómoda silla, te constara un gran esfuerzo el salir de ella y esto puede interferir en tu actividad física. En cambio, si estas de pie pronto querrás salir de esa posición y continuar con tu rutina para pronto descansar.

64.

No te acuestes, mejor quédate sentado. La regla que hemos mencionado anteriormente suena a verdad aquí también.

Continuamos con la dificultad que te causara salir de una postura cómoda, es por ello por lo que siempre debes estar lo más incomodo posible.

65.

No seas un teleadicto. En la cosa más fácil del mundo convertirse en un teleadicto. ¿Sabes de lo que estamos hablando ¿no? Es cuando te vuelves en una "cosa" amorfa, que se sienta o se reclina en una silla sin forma delante de la televisión.

¡Y aunque no lo creas solo estas a metros de distancia de ir en busca de algo frito!

Si tienes por costumbre reclinarte en ese viejo sofá, te sugiero que comiences a romper con ese hábito, ya mismo. Algo así como hacer el corte en la raíz misma de la vid.

Si quieres saber cuál es la mejor manera para eso, te la diré: llevar esa silla favorita tuya, muy lejos del televisor.

De hecho, sería una muy buena idea si pudieses tener una silla que no sea demasiado cómoda delante de la televisión. Esto erradicara cualquier tendencia a convertirse en un teleadicto. Y como consecuencia de ello, evitara también que te sientes a comer.

66.

Si tiene un trabajo que te implica estar varias horas sentado, será muy aconsejables que cada media hora te pongas de pie y te estires. La mayoría de los puestos de trabajo hoy en día son de hecho sedentarios.

Esto es especialmente cierto para aquellos que se sientan frente al teclado y están con el mousse durante todo el día. Es más que nada en estos casos donde le debes dar un respiro a tu cuerpo, salir de esa postura tan contracturita y dejar que la sangre fluya por tus piernas.

67.
Como estamos recorriendo este libro digital para poder tener una vida más saludable, te recomiendo que apliques estos consejos cotidianamente para tu bien estar.

Una forma de incorporar estos hábitos es que cuando, por ejemplo, realices una llamada telefónica, intentes caminar arriba y abajo, mientras la haces. Espero que estés de acuerdo conmigo en que esta es una excelente sugerencia.

68.
Continuando con los ejemplos cotidianos para sentirte en forma, debes utiliza las escaleras en lugar del ascensor siempre que puedas.

Los ascensores son una verdadera bendición si tienes que subir o bajar una veintena de plantas. Pero también, estos, nos hacen muy perezoso.

Puede que no utilices esta opción para hacer ejercicio en los primeros días, porque te sentirás totalmente rendido. Pero como la idea es que lo incorpores de a poco, puedes en un principio, optar solo por bajar las escaleras (en vez de hacerlo por el ascensor) ya que no es del todo agotador.

Y hablando del factor tiempo, no creo que haya mucha diferencia. A veces la espera que se abra una puerta del ascensor, en tu piso después de golpear el botón, puede tomar toda la eternidad.

69.
Fumar es malo. Y aun más cuando estas planificando perder peso. El simple hecho de fumar no afecta a la pérdida de peso, pero si conduce a otras condiciones como la irregularidad de los hábitos alimentarios y la excesiva dependencia de cosas como el café.

70.

Si odias correr, recuerda que, no tienes que correr un maratón para mantenerte en forma. 10 minutos de cardio al día son bien suficientes para la mayoría de las personas.

71.

Y si por razones de salud o solo por tu propia elección, no puedes correr, trata de caminar. 15 minutos de caminata a paso ligero al día, es suficiente para mantenerte en forma.

72.

Toda distancia es transitable, si cuentas con tiempo, así que considera llegar caminando a los lugares a los que normalmente asistes, (como el trabajo o en el mercado si no son demasiado lejos). Tal vez te pueda llevar más tiempo llegar hasta allí, pero los beneficios de salud te durarán toda la vida.

73.

Suena extraño, pero algunas personas han informado que perdieron más peso cuando bebían café negro antes de un entrenamiento.

Si bien no hay datos concretos para apoyar esta teoría, los nutricionistas especulan que la cafeína en el café hace que el cuerpo tome más grasa, como combustible durante todo el trabajo físico. ¡En verdad vale la pena intentarlo!

74.

Esto es una adhesión al punto anterior. Como en todos los aspectos de la vida, nunca los excesos son buenos.

Por ello tienes que evitar tomar café demás, ya que este tiende a desensibilizar a tu cuerpo con los efectos de la quema de grasa de la cafeína durante una actividad.

75.

Deja de usar los controles remotos o mandos a distancia. Los mandos a distancia son la pesadilla de un posible perdedor peso. Pueden ser notables aparatos por sí mismos, pero desde el punto de vista de la pérdida de peso, simplemente no son muy útiles y no ayudan en nada.

En verdad lo único que hacen es animar a las personas a tener una especie de actitud relajada hacia la vida misma. De hecho, si los mandos a distancia no existiesen, la televisión no se habría vuelto tan popular.

Es a causa de la utilización de los controles remotos, que la gente puede permanecer en su lugar, sin levantarse y aun así cambiar de un canal a otro. Y sólo tienen que poner en movimiento la contracción de un músculo del dedo para conseguirlo.

Solo para aclararlo, no tengo nada en contra de los canales de televisión, simplemente estoy defendiendo firmemente que te levantes de donde estás y camines para cambiar el canal de la televisión cada vez que desees hacerlo.

Lo mismo puede decirse con otros mandos a distancia también. Como es que hemos controlado a distancia televisores, reproductores de DVD, A / C, puertas de garaje, puertas de enlace y qué no... Lo siguiente que sabemos es que tendremos que controlar a distancia también a la gente.

76.
A menudo, cuando volvemos cansados del trabajo, es normal que tendamos a que otros hagan las tareas del hogar por nosotros. Si bien estas tareas no requieren gran esfuerzo, son cosas que mucho pueden ayudarnos.

Tareas como tan básicas, siempre estamos delegándolas, solo para no hacerlas. Cosas tales como pedir a tus hijos que te alcancen un objeto. O porque no el maravilloso entrenamiento de una mascota.

Es notable ver cómo algunas personas tienen adiestrados a sus perros para buscar algo. Pero el hecho es que mientras que tu perro está recibiendo una gran cantidad de ejercicio, estás descuidando un pequeño granito de arena en la historia de tu entrenamiento diario.

77.
Aquí está un examen sorpresa. Contesta la siguiente pregunta escogiendo la opción que te parece correcta.

Las escaleras mecánicas nos ayudan a:
1. Mover hacia arriba y hacia abajo más rápido
2. Aumento de peso
3. Es una estúpida medida para que se muevan arriba y abajo
4. Mirar hacia abajo a otras personas cuando están bajando
5. Mirar a los demás cuando están subiendo.

Tienes que escoger la respuesta correcta de las 5 alternativas dadas. Puedes ver por ti mismo que todas las opciones están en una forma correcta.

Así que la próxima vez que viajes en una escalera, no te quedes ahí parado... sube o baja a lo largo de la misma. (O mejor aún, usa las escaleras.)

78.

Camina durante las pausas comerciales caminar. Si deseas sentarte toda la noche con los ojos pegados al televisor, desde luego que puedes hacerlo.

Pero por lo menos dale un respiro a tu mente y dales recambio a tus ojos mientras perdura la agonía de una pausa publicitaria.

Cuando los flashes comerciales comiencen a aparecer en la pantalla, en lugar de navegar, será mucho mejor que te levantes y des un paseo.

Aunque sea intenta llegar con tus manos hasta tocar los dedos de tu pie o hacer cualquier ejercicio, esto, aunque parezca tan simple, hará que por lo menos, la sangre fluya por tus venas.

79.

Si frecuentemente te encuentras retorciendo tus dedos, ya sean del pie o las manos, entonces estas ayudando a destruir la tensión y te da la oportunidad de por lo menos, poner a trabajar las articulaciones de tus manos y de las piernas.

Esto te dará una pauta de cuán doloroso es y cuan mala es la condición del resto de tu cuerpo que permanece inmóvil.

80.

Esta es una idea que puede realmente afectar a tu estado físico y también al emocional. De vez en cuando suéltate el pelo y vuelve a los días cuando eras un niño salvaje.

Cierra la puerta de tu habitación, enciende el sistema de sonido con el mayor volumen posible (eso sí, un poco más bajo del nivel que haría que tus vecinos comiencen a quejarse) y luego haz la danza más chiflada que jamás hayas imaginado.

Salta sobre la cama y da vueltas como loco al compas de la música.
Haz el famosos roll por todo el piso. Imagina que eres Michael
Jackson o Madonna (el objetivo es nunca quedarse quieto) y cada
vez tendrás mas movimiento y soltura. Además de estar haciendo
ejercicio

81.

Lleva a un disco volador o frisbee suave contigo cuando dispongas
de pasar una tarde al aire libre. El poder disponer de un rato de
tiempo libre y mezclarlo con una actividad física parece imposible,
pero en realidad no es así.

Si llevas uno de estos discos que te mencione al principio, el que lo
arrojes con fuerza y corras a buscarlo hará que todo tu cuerpo se
mueva.

Esto también es una excelente manera de combatir el estrés. Al
arrojar un objeto con fuerza puedes sentir como inmediatamente
todo tu cuerpo se despoja de cierta presión. Luego comenzaras a
divertirte y te relajaras.

En cuanto a esta actividad lo que realmente nos interesa aquí, es
principalmente el movimiento que se realiza al ir en busca del
frisbee y no tanto el de lanzamiento. Cada vez que te levantas a
buscarlo, te estás dando una oportunidad para estirar los músculos
y las articulaciones.

82.

Bájate una cuadra antes de tu destino y camina el resto del camino.
Puede que no tengas tiempo para hacer largas caminatas dentro de
tu apretada agenda, por lo que esta, es una forma de garantizar que
por lo menos puedas hacer una pequeña caminata, aunque sea una
vez al día.

Si tomas el autobús o el metro, baja en una estación anterior e intenta caminar el resto del camino. Si viajas en coche al trabajo, lo mejor sería buscar espacio para guardarlo en un estacionamiento que este bastante alejado de la oficina.

83.

Cuando nadie está mirando trata de hacer giros de la pelvis. Si tomas un momento y te dedicas a observar con detenimiento, verás que la parte media de nuestro cuerpo, es la que recibe el mínimo de cantidad de ejercicios y esa es probablemente, la razón por la que el mayor porcentaje de aumento de peso, se asienta en esas áreas del cuerpo.

Esa es la misma razón por la que resulta muy difícil perder peso en esa sección. Así que lo mejor que puedes hacer es tomar consciencia de esa dificultad y dar más tiempo a esta parte un poco mas de ejercicio.

Algunos giros de la pelvis empujaran la sección media de tu cuerpo hacia todas las direcciones y esta es la mejor manera de apretar todos los músculos en esa parte y por supuesto, te ayudara para la pérdida de peso.

84.

al caminar puedes hacer trabajar los músculos de tu estomago, tal como lo haría una cirugía estética en el mismo. Esto lo conseguirás solamente si llevas la marcha adecuada. Y la mejor manera para ello es mientras caminas con un ritmo bien marcado y rápido, inflar el pecho.

No dejes que tu estómago se bloquee por encima de la línea de la cintura, formando como una capa de carne rebelde. Debes trabar tu estomago tal como lo presionarías con un cinturón.

Cada vez que imites la cirugía estética en tu abdomen, sentirás se ejerce una presión sobre los músculos de tu estómago. Este ajuste y el aflojamiento de los músculos es aún mejor que los ejercicios abdominales.

85.
Trata de hacer ejercicios de respiración. Tal vez te sorprenda saber que los ejercicios de respiración también pueden conducir a la pérdida de peso.

Si estás haciendo los ejercicios de respiración correctamente, encontrarás que puedes ejercer mucha presión sobre los músculos alrededor de la sección intermedia de tu cuerpo.

Podrás sentir un endurecimiento de estos músculos cada vez que inhalas o exhalas. Así que adelante y a respirar correctamente, que no solo te permite bajar de peso, sino que además oxigena todo tu cuerpo provocando un bien estar generalizado.

86.
Trata de innovar con el yoga. El yoga es una de las mejores maneras de perder peso. Por supuesto que no puedes entrar en una clase de yoga y pretender que tu cuerpo cambie como por arte de magia, pero si lo hará con un tiempo de haber practicado esta actividad.

A modo de comentario personal, puedo decirte que nunca he visto a gente con mejores cuerpos y mas tonificados que aquellas personas que practican yoga, además de todos los beneficios que trae a la salud física y mental.

Uno de los beneficios del yoga es que aprendes a controlar prácticamente, todos los músculos y las articulaciones de tu cuerpo de modo que la cuestión del aumento de peso dejará de existir.

87.
Trata de masajear a tu pareja. Esta es una manera divertida de perder peso. Es algo que puede dar a tu compañero mucho placer y al mismo tiempo te puede implicar a ti un montón de esfuerzo, que te conducirá a la pérdida de peso.

La actitud que debe reinar aquí es, por supuesto, me rascas mi espalda yo rasco la tuya. No debe ser un esfuerzo de un solo lado o de lo contrario el interés pronto se reducirá.

De hecho, es una buena idea tener una rutina para bajar de peso juntos. Así se podrán vigilar el uno al otro, ayudarse a controlar los impulsos de comer y por qué no motivarse entre ambos para apegarse a la rutina.

Hay un montón de cosas que las parejas pueden hacer juntos que pueden ayudarles a mantenerse físicamente activas y relacionadas sentimentalmente.

88.
Si no puedes pensar en ninguna otra cosa que te ayude a ejercitarte cuando tienes poco tiempo, solo te queda por hacer descargarte con la almohada. Aunque esta solo parezca otra de esas ideas raras, y puede que lo sea, te invito a probarla, porque créeme que funciona.

No muchos de nosotros tenemos sacos de boxeo en casa y si tienes una almohada bien mullida, te servirá para ejercitarte. Puedes utilizar tu almohada para hacer una sesión de golpes a la misma.

Una buena sesión de unos cuantos golpes a la almohada puede ser tan beneficiosa como cualquier otro ejercicio.

Pero yo te sugiero que no lo hagas con demasiada violencia o de lo contrario el relleno se puede salir. No te molestes tanto por la fuerza con la que golpees a la almohada.

En realidad, lo que importa es el número de golpes que le des, más que la fuerza con que lo hagas. Trata de por lo menos dar cincuenta golpes, sin parar.

Me gustaría darte un pequeño consejo por aquí. Si hay alguien especial, que te hace enfadar, y mucho, como tu jefe o tu vecino, o puede ser tu novio o exnovia, trata de fijar una imagen de la cabeza de esa persona en la parte superior de tu almohada y vuelve a intentarlo, te aseguro que el puñetazo será con gran intensidad. Te prometo, te dará muchas satisfacciones.

89.
En vez de tomarse todo el tiempo del mundo para ir hacia arriba y abajo por la escalera, trata de tomar dos escalones a la vez. Ahora bien, esto es algo con lo que hay que tener cuidado, ya que nadie quiere que te lesiones.

Así que cuando hagas esto, debes asegurarte de que tus pies están bien ubicados y verdaderamente plantados en cada paso, antes de aumentar el ritmo y tratar de subir o bajar de dos en dos.

90.
Si tienes un perro, puedes hacer una pequeña carrera, cuando lo sacas a hacer sus necesidades. Lo mejor es dejar que el perro te dirija. Te sorprenderás de cuánto ejercicio puede tu perro ayudarte a realizar.

Los animales son lo suficientemente sensibles como para saber que
necesitas mucho ejercicio, así que déjate llevar por tu animal, el se
encargara de hacerte bajar eso kilos demás. Lleva a tu perro
durante un paseo y antes de saber que lo golpeó, el comenzara una
linda carrera.

91.
Únete a una clase de baile. El baile es una manera maravillosa para
quemar esas calorías de más. Es cierto. Cuando bailas eres, de
hecho, estas quemando muchas calorías.

Por supuesto no nos referimos al tipo de bailes de salón lento, en el
que una persona realmente se apoya en el otro. Estamos hablando
de bailes rápido.

La mejor manera de hacerlo es uniéndose a una clase de baile,
porque realmente te enseñaran a mover todo el cuerpo. Pero me
permito sugerir que esperes a lograr desaparecer un par de kilos,
antes de pensar en convertirte en una bailarín/a profesional.

92.
Siempre que puedas, busca de apoyarte en una pared con las
manos aplastadas contra la pared y de tal manera que tu cara está
muy cerca de la misma. A continuación, utiliza tus manos para
empujar tu cuerpo lejos de la pared. Haz esto dos o tres veces
seguidas.

93.
Si hay una piscina cercana para ir a nadar con tanta frecuencia
como sea posible, hazlo. La natación es uno de los mejores
ejercicios. El agua tiene muchas ventajas. Imagina que poderosa
que es, que el simple chapuzón en una piscina es un calmante
maravilloso para el estrés.

94.

Prueba algo como jugar al ping-pong o baloncesto. Los juegos son una forma divertida de perder peso. Es mucho más emocionante que jugar un juego donde el trabajo solo depende de ti mismo.

Lo mejor de los juegos es que son adictivos. Una vez que comienzas a jugar pronto vas a terminar con un círculo de amigos que practican este mismo juego y entonces el juego continúa sin siquiera que tu lo sepas.

Es algo que se puede esperar y no hay tensión en participar en este programa. De hecho, cuanto más juegues menos consideraras que se trata de una parte de tu programa de pérdida de peso.

También aumentaras tus beneficios, ya que no solo lograras quemar esas calorías, sino que también serás capaz de ampliar tu círculo social.

95.

Todo trabajo físico debe comenzar con un calentamiento de 5 y 10 minutos. Y finalizar con un tiempo estimado para el enfríe de sesión, aproximadamente de 5 y 10 minutos también.

Esta regla abarca cualquier ejercicio físico, es por ello que debes recordar calentar siempre, antes que el ejercicio realmente comienza. No te limites a sumergirte en el agua y empezar a retorcerte, por decirlo en un sentido figurado.

Tu cuerpo necesita alcanzar un cierto nivel de preparación antes de que pueda comenzar a responder al ejercicio. Y esta disposición se logra mediante el proceso de calentamiento.

96.
No lleves tu teléfono móvil a todos lados, pero si déjalo en un lugar donde puedes oírlo sonar. De esta manera te aseguras de que al menos te levantaras y caminaras hacia él.

Esto puede sonar un poco ridículo, pero lo digo en serio. Solo necesitas una razón para mantenerse en marcha y aquí tienes una.

La vida hoy se ha vuelto tan fácil que lo tenemos todo en nuestras manos. Todo lo que tenemos que hacer es apretar un botón aquí y pulsar un botón allí.

Las únicas partes que debemos ejercitar para conseguir algo, son los dedos. Hace años, Charles Darwin presentó una teoría del uso y desuso.

Según esta teoría, una cierta parte del cuerpo que es objeto de un uso constante, se desarrolla mucho; y otras partes del cuerpo no se utilizan para nada, se convierten cada vez más pequeñas y poco a poco dejan de existir.

Algunos ejemplos que cita el propio Darwin fueron: el largo cuello de la jirafa, que al parecer se hizo más y más largo cuando la jirafa se extendía más y más alto para alcanzar las hojas en la copa de los árboles.

En lugar de ejemplificar la misma teoría, pero con las partes en desuso, citó el ejemplo de la ausencia de una cola en los seres humanos para ilustrarla.

Ahora bien, si la teoría de Darwin fuera totalmente cierta, a medida pasan los años y la manera de vivir que llevamos, que es cada vez mas sedentaria, es probable que terminemos con una cabeza enorme, unos dedos como de gigantes y tal vez algunas otras partes del cuerpo que son también objeto de un uso frecuente.

Es por eso que debes comprender que la tecnología y los avances son buenos a la hora de simplificar tu vida, pero no dejes que esa simpleza te convierta en un paralitico.

Un teléfono celular puede ser conveniente, sin embargo, puedes continuar con tu vida normal, tanto si tienes uno como si no.

Lo que yo sugiero es que en casa o en la oficina, dejes el teléfono celular relativamente cerca, como para que lo puedas oír sonar, pero lo suficientemente lejos como para que no tengas que simplemente llegar a tu bolsillo y responder.

Lo mejor es caminar y llegar hasta donde este se encuentre para recogerlo.

97.

Mientras viajas en un ascensor en lugar de quedarte ahí parado y mirando sin mirar, los números que va hacia arriba o hacia abajo, trata de aumentar tu flujo sanguíneo, de manera que corra hasta los dedos del pie y luego de vuelta por todo tu cuerpo hasta llegar de vuelta a tus pies.

Puedes lograr estimular tu cuerpo, músculos y demás, parándote de puntitas y balaceándote sobre tus talones. Haz esto varias veces.

También trata de trabajar los músculos de los glúteos también, haciendo pequeñas contracciones de estos, guanta unos segundos y luego suelta.

De hecho, hay muchos músculos de nuestro cuerpo que podemos contraer y flexionar, sin llamar la atención de los demás. Incluso si los demás se dan cuenta de que estás haciendo algún tipo de estiramiento, no será gran cosa, siempre y cuando estés trabajando algún músculo en una parte decente del cuerpo.

98.
Desnudarse y mirarse a sí mismo delante de un espejo, es una excelente manera para conocerse uno mismo. Si lo que ves te gusta, entonces tienes una razón más para hacer ejercicio.

Intenta meter el exceso de grasa en todas las áreas del ancho de tu cuerpo, esto te dará una idea de qué parte tienes que trabajar.

A su vez haz lo mismo de lado lateral y tendrás una vista muy buena de tu perfil. Esta es una excelente manera de comprobar si tienes una barriga que está comenzando a formar una especie de bulto o ya se ha abombado.

Trata de expulsar todo el aire y luego presta especial atención a tu barriga, si ha crecido, aunque sea un poco, entonces es momento de comenzar a hacer algo de ejercicio, antes que sea demasiado tarde, pero no desesperes porque hay esperanza para ti.

Si empiezas ahora, puedes controlar dónde está ahora y además si así lo decides y pones realmente tu mente en ello, en verdad lograras perder un par de pulgadas en tan sólo unas semanas.

La balanza personal dentro del cuarto de baño es una buena idea, pero personalmente yo recomendaría realizar este control con el espejo, este ejercicio de auto-visión.

Para ser muy franco, tal vez la ganancia de unos cuantos kilos demás te puede sorprender, pero en realidad no te disgustaran demasiado. Sin embargo, una figura flácida y la grasa extra sin duda te molestaran.

99.
Si tienes una barandilla o una balaustrada que puedas utilizar de apoyo, o sentarse en ella y mover las piernas como si estuvieras andando en bicicleta, obviamente teniendo todo el cuidado de no caerte, por supuesto.

Esto puede sonar como otra idea loca y no quiero discutir contigo acerca de eso. Sólo quiero decirte que por solo creer que son cosas locas, estás perdiendo una oportunidad única para perder esos kilos de más.

Es una manera de mantener tu mente alerta todo el tiempo. Debes tomar y pensar en cada cosa, como una oportunidad para ti.

100.

No te quedes ahí tirado en tu silla, trata de mantener siempre una postura erguida, con la panza metida hacia dentro. El dejarse caer sobre una silla, no sólo es malo para la espalda, sino, pero también te da un aspecto muy flojo.

Viéndolo así podemos decir que una postura cómoda, ayuda a que se produzca un aumento de peso.

101.

Me gustaría dejarte un secreto. Como entiendo que la mayoría de nosotros tendemos a ganar peso, en especial en la sección intermedia, a la derecha.

Es decir, la panza, que pareciera tener una mente y vida propia, te quiero ayudar un poco más.

Bueno te diré un método asegurado para reducir la flacidez alrededor de la línea de la cintura. Por favor, comprende que este método no funciona para el tipo de estómago que queda posterior a un embarazo.

Para otros casos, esto es lo que tienes que hacer. Toma el aire tan fuerte como puedas y mientras lo haces, contrae tu abdomen tanto como puedas, para estilizarlo.

Mantenlo así durante unos segundos y luego suelta lentamente el aire, teniendo cuidado de no dejar salir de tu panza. Trata de mantener la respiración haciendo este ejercicio, por lo menos cincuenta o sesenta veces en un día.

De hecho, si puedes hacer este ejercicio cada vez que respiras será mucho mejor. Después del primer día, sentirás los músculos de tu estómago más apretados cada vez que hagas esto.

Entonces sabes que estás en el camino correcto. Si lo prácticas, esto sin falta durante 20 días, a final de estos, habrás perdido por lo menos una pulgada.

A continuación he incluido una tabla con los distintos ejercicios y el número de calorías que puedes quemar con cada ejercicio. Elije los que puedes hacer mejor y no olvides seleccionar algunos de los que te gusta hacer a largo plazo.

La elección de este ejercicio es completamente insignificante para ti, igual te sugiero que comiences por los que te gustan y trata de hacer por lo menos veinte minutos diarios.

Es sólo después de haber realizado el ejercicio durante veinte minutos, donde la quema de calorías reales comienzas a bajar centímetros.

Tabla de ejercicios

Aeróbico queman de 200-250 calorías
Andar en bicicleta, inmóvil 250-300 calorías
Andar en bicicleta, real 300-400 calorías
Correr, 6.5 mph 300-350 calorías
Escalera/ escalador 200-250 calorías
Nadar 350 calorías
Caminar rápidamente 150-180 calorías

A partir de esta tabla, puedes ver por ti mismo, que el caminar no es en absoluto algo que tienes que dejar de lado. Si de verdad te encuentras con que tu día está demasiado completo y ocupado como para hacer cualquier otra forma de ejercicio, entonces si a continuación, debes tomar la caminata como tu mejor apuesta.

Eso si camina tanto como puedas.
Puedes intentar salir con tiempo de sobra para llegar caminando a los lugares que asistas y de salir de ellos con un poco de prisa. Esto te dará tiempo para caminar.

Bueno, supongo que eso es todo. La pelota está ahora en tu tejado ¿qué esperas?

Deshazte de esas calorías y kilos adicionales tan pronto como sea posible y trata de disfrutar de la vida lo mejor que puedas, sin mencionar que es la mejor manera de evitar todas aquellas terribles enfermedades que vienen como consecuencia de esos kilos de más.

<u>Conclusión</u>

Acabas de leer y tomar conocimiento de la forma más básica con la que cuentas para perder de una vez por todas esos tediosos kilos demás. Solo es necesario que te decidas a hacerlo.

Como has podido ver las excusas quedan fuera de esta guía, ya que se puede reemplazar el ejercicio físico por muchas actividades y hábitos de vida que tranquilamente puedes empezar a aplicar hoy mismo.

Es necesario que asumas un compromiso real para lograr el objetivo. Nadie te regalará la fórmula mágica, ese brebaje que te hará sentir y ver en forma de la noche a la mañana. Porque eso no existe.

Siempre es fundamental que apliques algo de esfuerzo, no tanto físico, sino de actitud y responsabilidad, en este caso para contigo mismo.

Como has podido ver son muchos los beneficios que recibirás, además de tu lindo aspecto físico, estarás libre de muchas de las enfermedades más comunes, que son consecuencia de los malos hábitos de vida.

¡Es hora de comenzar a sentirte sano y en muy estado físico ya!

Sección de Bonos

Comprensión de tu cuerpo:
Una perspectiva diferente.

Es extraño cómo los secretos que tratamos son tan difícil de encontrar, y sin embargo ya fueron descubiertos hace años y además en los lugares más inverosímiles y por las personas más improbables.

Las personas que vivieron hace siglos en el Oriente ya han resuelto muchos de los enigmas del cuerpo humano.

El sistema indio de medicina, que se llama Ayurveda, es una maravilla en sí mismo. Las explicaciones de esta corriente de la ciencia a primera vista pueden parecer exageradas, pero cuando realmente te sientas y piensas en ello, te sorprenderás por el conocimiento y la comprensión que los sabios de la India antigua tenían.

He incluido aquí un poco del sistema de medicina indio, particularmente al tema de nuestro interés, que es la dieta y su control.
Tómate el tiempo para pasar por la corriente de pensamiento en las siguientes páginas, es más que interesante...

¿Cuánto sabes?

He incluido una prueba sencilla para ver cuánto has entendido sobre cuál es la manera adecuada para ejercer el control de tu dieta. Sigue adelante y haz la siguiente prueba, puede que te resulte interesante.

1) ¿Cuál de las siguientes opciones es conveniente para una merienda entre comidas?

a) Un queso
b) zanahorias
c) Yogur
d) Café
e) Candy

2) ¿Cuántos vasos de agua debe tomar una persona en un día?

a) 05-06
b) 10-20
c) 10-12
d) 4-5
e) 15-20

3) ¿Cuál de las siguientes opciones es perjudicial en cuanto a control de peso se refiere?

a) refrigerios
b) fumar
c) café
d) las dietas de choque
e) todo lo anterior

4) ¿Cuántas horas de sueño son una necesidad para los adultos?

a) 7.8
b) 06.07
c) 08.09
d) 5-6
e) 09.10

5) ¿Qué es mejor para una persona en una dieta?

a) frutas frescas
b) frutas en conserva
c) jugo de fruta
d) frutas
e) la fruta cocida

6) ¿Cuál de los siguientes alimentos siempre deben estar incluidos en la dieta?

a) Nueces
b) frutos secos
c) jugo de fruta
d) ensaladas
e) té

7) ¿Cuál de estos dos es mejor para la salud?

a) café
b) té

8) La comida más importante del día es

a) cena
b) refrigerios
c) desayuno
d) almuerzo
e) té

9) ¿Cuál de los siguientes grupos de alimento puedes darte el lujo de eliminar de la dieta?

a) Grasas
b) los carbohidratos
c) las hortalizas
d) las proteínas
e) vitaminas

10) Que tipo de carne es mejor para la salud?

a) La carne blanca
b) la carne roja
c) la carne cruda

Respuestas:

1. b
2. C
3. E
4. A
5. A
6. D
7. B
8. C
9. A
10. A

Potencia Muscular

Usa tu cerebro para responder a la prueba sobre cuáles son las mejores maneras de trabajar.

1) ¿Cuál es el mejor ejercicio entre los siguientes?

a) montar a caballo
b) caminar
c) natación
d) los que se ejecutan
e) los bolos

2) Antes de que comenzar a trabajar con tu cuerpo, necesitas….

a) beber agua
b) hacer un calentamiento
c) consultar a un entrenador
d) decidirte
e) refrescarte

3) ¿Puedes darte el lujo de tomar un día libre de tu rutina de entrenamiento cada semana?

a) verdadero
b) falso

4) El yoga no ayuda a reducir el peso…

a) verdadero
b) falso

5) Los ejercicios de respiración fortalecen los músculos del hombro…

a) verdadero
b) falso

Respuestas:

1. c
2. B
3. A
4. A
5. B

El punto de partida

La enorme cantidad de exceso de grasa en el cuerpo humano ha hecho que los programas de pérdida de peso de un éxito instantáneo se conviertan en "la palabra clave" entre el hombre/mujer común.

No es de extrañar, que la mayoría de los motores de búsqueda, obtengan, una gran cantidad de consultas sobre esta palabra y las palabras clave relacionadas, día tras día.

Vamos a buscar las principales causas de este problema. No existe ninguna duda en cuanto a que existe una relación directa entre el alimento que comemos y el peso que tenemos.

Por lo tanto, casi todos los programas de pérdida de peso se concentran en hacer algún tipo de control sobre la «calidad» y la «cantidad» de los alimentos que consumimos.

¿Por dónde empezar? Ahora que has decidido perder algo de peso, entonces es momento de encontrar una respuesta a la pregunta anterior. Quiero dejar en claro que no hay lugar mejor para hacerlo, que nuestra mente.

Deberíamos tener una firme determinación para alcanzar nuestro objetivo. Concebir esto como una guerra justa hacia una buena salud. Como en cualquier guerra, habrá al menos un enemigo. Aquí el principal enemigo sería el impulso básico para querer comer.

<u>Conocer nuestro estómago y nuestro cuerpo</u>

¿Serás capaz de encontrar otra persona exactamente como tú?

La obvia respuesta es "No", entonces ¿qué te hace pensar que el estómago de cada persona se comporta de la misma manera, aceptando y tolerando todas las entradas de alimentos?.

Esto es un error básico que suele ocurrir.

Créeme, tu estómago no se comporta de la misma manera que el de tu amigo. Ni siquiera responde igual frente a los mismos alimentos, es decir reacciona de manera particular, ya sea un pedazo de pollo o una hamburguesa.

Debemos saber que un alimento en particular, que puede ser bueno para ciertas personas, puede no ser adecuado para otras. ¿No has oído el refrán, lo que es el vino de Pablo puede ser veneno para Pedro?

El sistema indio del Ayurveda y el yoga, son considerados como la mejor manera para explicar los diferentes tipos de la naturaleza del cuerpo. Los componentes básicos se clasifican en cinco elementos.

<u>Cinco Elementos:</u>

Tierra: Todas las fuerzas de la vida se vuelven inertes e inactivas en este elemento; y se requiere mucha más energía para mantenerla activa. Las personas con más peso, la carne, grasa, etc. Son un buen ejemplo del predominio de esta materia de la tierra en su cuerpo.

Ellos no muestran ansiedad y no tienen ganas de adquirir algo, tratan de mantenerse lejos de los conflictos y su vida se está moviendo lentamente. Cuando existe un trastorno de este elemento en el cuerpo, las personas se vuelven egoístas y se aferran a los placeres egoístas. Se trata de un elemento neutro.

Agua: Es la encargada de mantener el flujo del cuerpo y la vida. Pero tiene una tendencia natural a enfriarse. Como hay más de un 70% de agua en el cuerpo, esta juega un papel muy importante en el mantenimiento del calor y circulación de la sangre. Se trata de un elemento negativo.

Fuego: La creación de fuego en el cuerpo es fundamental, es el encargado de calentar el agua. Regula la vista, proporciona fuerza al cuerpo para digerir los alimentos, induce el hambre y la sed, y también mantiene la flexibilidad de los músculos y la belleza del cutis. Ayuda a pensar y facilita el poder de discriminación del cerebro. Ayuda a la producción de anticuerpos.

En resumen, es el motor de arranque de nuestro cuerpo. La falta de él puede provocar las consecuencias de la anemia como también, ictericia y otros problemas digestivos, y también causa desmayos, epilepsia, trastorno del cerebro, además de la disminución de la vista, puede provocar el crecimiento de las cataratas en los ojos, producir acidez y también crea los problemas de despigmentación de la piel.

Es por eso que se le da gran importancia en las terapias orientales para controlar y preservar el elemento del fuego. Es un elemento positivo.

Aire: El aire es la vida misma. Es la fuerza y lleva a cabo cada parte de nuestro cuerpo. Regula la función del corazón, la circulación de la sangre y mantiene el equilibrio del cuerpo.

Ayuda a la respiración y el movimiento que las heces bajen y la orina sea expulsada correctamente. Produce el sonido. Nutre facultades mentales y también la facultad de la memoria. Mueve la bilis y la flema, que no pueden moverse en el cuerpo por sí mismos. Es un elemento positivo.

Espacio: Para que el aire circule en el cuerpo y mantenga un equilibrio adecuado, tiene que haber espacio. Si la circulación está bloqueada, por ejemplo, crea dolor llegando incluso a provocar un ataque al corazón, parálisis, desmayos, etc. Se trata de un elemento negativo.

Combinación de diferentes elementos en el cuerpo

Si estos cinco elementos básicos se mantienen en la proporción adecuada en el cuerpo, entonces, un metabolismo adecuado está garantizado y el cuerpo se mantiene sano. Sin embargo, debido a la herencia, alimentación y hábitos de vida, lo que se puede observar más a menudo, es que no.

En general se perturban uno o dos de estos elementos y por lo tanto se altera el metabolismo. En estas alteraciones existe un predominio de tres tipos diferentes de combinaciones.

De las combinaciones de estos elementos, es de donde surge el tipo-prakrutis de nuestro cuerpo.

Ayurveda, el tratamiento médico indio, ha dividido al pueblo en tres tipos:

1) Combinación por exceso de Tierra y Agua
2) Combinación por exceso de Fuego y Aire
3) El exceso de aire elemento

Esta terapia defiende que, si bien el tratamiento de los pacientes, hay que tener en cuenta sus respectivos tipos. Para aquellas personas que tienen prakruthi kapha, la leche sólo creará problemas.

La gente, por lo tanto, que suele padecer bronquitis, indigestión o asma, deberán evitar la leche. Para las personas con prakruti Pitt, la comida picante mejorará su problema. Por lo tanto, lo que es bueno para un tipo, puede ser perjudicial para otro.

Kapha Prakruti: Es una combinación de tierra y agua. Estos elementos ocupan la mayor parte de nuestro cuerpo. Los alimentos dulces y bebidas cuando son correctamente digeridos se reducen a la solución salina y la sangre se vuelve alcalina.

Se mantiene el sistema del cuerpo, incrementa el vigor y hay un marcado crecimiento de la felicidad. Se lubrica las articulaciones de los huesos y los mantiene funcionando correctamente. Sin embargo, esto es posible cuando hay un elemento propio del fuego, es decir que debe haber calor en el cuerpo.

Sin embargo, debido a la falta de ejercicio, el recalentamiento, comer entre las comidas cuando no se tiene hambre, comer alimentos más digeribles, como concentrado, dulces y fritos, causa problemas de indigestión y no pueden producir suficiente calor en el cuerpo.

Esto lleva a un aumento en el contenido de agua y la reducción de calor en el cuerpo, resultando en problemas como la torpeza, pesadez, aumento de grasas, bronquitis común y más tarde puede terminar con un asma, reumatismo, artritis, etc.

La mejor manera de curar las dolencias por encima de prakruti kapha es reducir la ingesta de alimentos no deseados, bebidas frías y los alimentos que sólo agravan los problemas.

Debes comer sólo comida de digestión ligera cuando se tiene hambre, evitar dormir durante el día y el exceso de sexo. Aunque la leche es perjudicial para ellos. También deben hacer ejercicios físicos.

Pitta Prakruti: Es una combinación de fuego + aire. El exceso de calor daña el funcionamiento del cerebro - conduce a la acidez - úlcera, el frío debido al calor, problemas de piel, incluso la debilidad sexual, mal humor y la caída del cabello.

Ahora, en los tiempos modernos se descubrió que también genera más ansiedad - se preocupa más por comer que por la exposición a los alimentos fritos y picantes, exposición al sol, el uso excesivo de antibióticos, (que a veces lo único que logran es aumentar el problema.

Por lo tanto, es esencial evitar estos hábitos tanto como sea posible.
Se debe tomar jugo de fruta dulce a primera hora de la mañana y tener más frutas, y postres dulces para después de comer y por supuesto beber mas jugo.

Aire Vayu Prakruti: Esta condición prevalece cuando hay un exceso del elemento aire. Las personas que pertenecen a esta categoría son más locuaces y tienen sueño de día. Necesitan dormir más y tienen muchos problemas de gases. Estos desequilibrios pueden ocasionar hasta desmayos.

La tendencia a comer alimentos pesados-grasosos- va en aumento. Las personas en tal condición deben evitar el estreñimiento y el sueño durante el día, necesitan realizar más ejercicio físico (para aumentar el calor y la circulación) y deben evitar los alimentos inadecuados.

Ciclo de control del ciclo productivo

podemos decir que los elementos que estuvimos analizando son fundamentales para un buen funcionamiento del organismo. Es momento de aprender qué elemento ejerce un cierto control sobre otro y cómo todos estos elementos son contraproducentes sin no se encentran equilibrados y controlados.

Básicamente, todos estos elementos deben permanecer en la proporción adecuada, que origina el metabolismo del cuerpo. Cualquier exceso o escases de uno de los elementos, lleva a la perturbación en otro elemento y se convierte en la causa de la enfermedad.

Todo el mundo debe tratar de averiguar la categoría y el tipo al que él o ella pertenecen y así poder evitar en la medida de lo posible, los elementos, que podrían agravar sus problemas. Se deben consumir alimentos que se ajusten al tipo de cada uno. Cabe señalar que cada persona es diferente de la otra.

$$\begin{array}{ccc} \text{Agua} & \rightarrow & \text{Fuego} \\ \uparrow & & \downarrow \\ \text{Metal} & \leftarrow & \text{Tierra} \end{array}$$

También lo son tus tendencias y los problemas de salud. Pero con los cambios adecuados en la de una buena dieta, la salud se puede mantener. El líquido cerebroespinal se produce a partir del desequilibrio de la sangre y por lo que estos alimentos básicos afectan a la sangre, conduce a un desequilibrio incluso en el líquido cerebroespinal.

Más sal en los alimentos, por ejemplo, aumenta el cloruro de sodio en el líquido cerebro espinal, que conduce a la alta presión arterial, etc.

Por otra parte, el clima juega un papel importante en los efectos sobre tu cuerpo. En el verano y el clima caliente, por ejemplo, el suero fresco puede ser muy útil, pero no así en el invierno. Por lo tanto, el suero de invierno, debe ser calentado utilizar pimienta negra y el jengibre se debe agregar a este antes de beberla.

La naturaleza es sabia, y como esta hace crecer las verduras y frutas, y demás, estas son necesarias para la adecuada nutrición del cuerpo en todas las diferentes áreas y todas las temporadas.

Así que siempre que sea posible, debes averiguar cuál es la producción local de hortalizas y frutas de temporada, y debes consumirlas, no importa si hace frio o calor.

Por otra parte, la naturaleza también produce varios tipos de frutas que se asemejan a la forma de los órganos de nuestro cuerpo y que son útiles, beneficiosos a dicho órgano.

A continuación, te doy algunos ejemplos para que tengas en cuenta:

Albaricoque = cerebro
Mango, papaya = estómago
Almendras = Ojos
Manzana = Corazón
Uvas = estocadas anacardos = riñón
Frijoles (maduro: Fuera de piel negro)

Las personas que pertenecen a un tipo u otro tipo de prakruti (características) pueden fácilmente encontrar y comer los alimentos que les hacen bien y rechazar los alimentos que van a agravar su problema o la tendencia al mismo.

Esta práctica también nos permitirá evitar la pérdida de energía en la digestión y la expulsión de estos alimentos, por la ingesta no adecuada para nuestro cuerpo.

Energía: Para que el cuerpo y el cerebro puedan funcionar correctamente, es necesario crear energía a partir de los cinco elementos básicos. Es por eso que tomamos los alimentos y bebidas.

El cosmos entero obtiene la energía del sol. Todos los tipos de alimentos naturales, frutas, verduras, cereales, legumbres, etc. tienen en ellos, casi a partes iguales, energía positiva y negativa del sol.

Sin embargo, los alimentos contienen propiedades positivas y negativas en grados variables. Se pueden dividir en seis sabores de los cuales todos los alimentos y bebidas se componen:

Amargo = Aire + Espacio
Dulce = Tierra + agua
Astringente = Aire + Agua
Salado = Tierra + Fuego
Acre = Aire + ira
Agria = agua + fuego

(Caliente) (Como por Charak Samhitha)

En nuestra dieta diaria, es necesario mantener un equilibrio adecuado en todos estos seis sabores.

Sorprendentemente, la ciencia médica-Ayurveda de la India, ha hecho que la investigación se focalice en todo tipo de frutas, vegetales y minerales, y ha establecido después de su efecto sobre el sistema humano.

Cuando tomamos alimentos más negativos que de los tipos positivos, podemos crear desequilibrios, dando lugar a enfermedades. El cuerpo trata de equilibrar los excesos positivos y negativos en el sistema y los esfuerzos por evitar a toda costa la posible enfermedad.

Sorprendentemente, China ha realizado diferentes investigaciones sobre la energía derivada de los alimentos y ha llegado a la conclusión de que uno debe tomar el 65% de los alimentos de los cereales y las legumbres como el trigo - arroz - el mijo, etc. y el 35% restante de los productos lácteos, las verduras, frutos secos, aceites, etc.

Estos serían los contenidos ideales de una dieta equilibrada.

Soy de la opinión de que después que el cuerpo está completamente desarrollado se debe comer y beber sólo aquellas cosas que son convenientes para el cuerpo y sólo cuando se siente hambre.

Las frutas y las verduras tienen en ellas un almacenamiento natural de la energía del sol y si hacemos una práctica diaria de tener un vaso de jugo de fruta y dos o tres tazas de jugo verde de vegetales, nuestra necesidad de alimentos se reducirá a un mínimo y aun así tendremos la energía suficiente para mantener el cuerpo en un estado saludable.

Ten en cuenta que el cuidado de nuestro sistema digestivo debe partir desde la boca. La naturaleza nos ha dado los dientes para masticar. Por lo tanto, te debes formar el hábito de masticar todos los alimentos, incluidos los alimentos líquidos y alimentos blandos, como dulces, helados, etc. por lo menos 8 a 12 veces.

Esto es necesario para agregar la saliva a la comida, pues sólo en la saliva es donde el azúcar es digerido. Es por eso que las personas que comen a toda prisa sin masticar y comen más azúcar están haciendo una invitación implícita a la diabetes y la grasa.

Masticar mas significa dar menos trabajo al estómago. Recuerda que un sobre esfuerzo del estómago, puede ocasionar distintas enfermedades.

Como si fuera poco, además de beneficiar a la salud, una masticación adecuada, da mejor gusto a las comidas y genera satisfacción. Además, permite escuchar la señal de la naturaleza de que tu estómago está lleno.

Esto a su vez permite dejar de comer demás. Por lo tanto, los debates en la mesa del comedor se deben evitar en la medida de lo posible. En cambio, la música suave puede y elegir relajarse mientras comes, te ayudara a sentirte saciado mucho antes.

Siempre debemos recordar que no es la cantidad de alimento, o si son más pesados los que proporcionan energía al cuerpo, sin que sean aquellos que se digieren más rápido los importantes.

Dieta: El objetivo de comer y beber debe ser el de producir suficiente cantidad de sangre, suficiente calor y energía en el cuerpo y satisfacernos.

Hay seis tipos de sabores:

1) Dulce
2) Salado
3) amargo
4) Acido
5) Astringente
6) Picante

Se ha observado que últimamente se están evitando cada vez más, los dos últimos tipos de gusto, porque como han demostrados estudios realizados, alteran el sistema digestivo y el equilibrio en nuestra sangre, lo que conduce a una serie de enfermedades, incluyendo cáncer.

Estos gustos anulan el efecto de dulces y purifican la sangre. Estos dos sabores aumentan el poder digestivo (fuego) y son necesarios y por tanto, los debemos incluir en nuestra dieta.

A modo de recomendación quiero decirte que debes tener especial cuidado por la calidad y la cantidad de carbón o madera, que pones en el horno de la cocina o la chimenea. Estos necesitan suficiente aire para quemarse adecuadamente. En nuestro organismo sucede igual.

No debemos olvidar que hay una chimenea similar en nuestro estómago. Debemos pensar en las secuelas de los alimentos y bebidas que tomamos. La diferencia en la proporción de los tres elementos básicos, agua, fuego y madera en nuestro cuerpo, depende de los alimentos que comemos.

Como laicos, debemos ver que el fuego en el estómago está bien si se mantiene controlado. Para hacerlo debes estar bien informado sobre el tipo de comida que no está de acuerdo con tu organismo.

Debemos, por lo tanto, evitar tales alimentos inadecuados. Debemos saber que un alimento en particular que tal vez sea bueno para algunas personas puede no ser adecuado para otros, por ejemplo, la cuajada / yogur, suero de leche, son beneficiosos para las personas que tienen más elementos de fuego, no sería idóneo para la gente que tiene más elementos de agua en su cuerpo.

Experimentos recientes realizados por expertos en nutrición en los EE.UU. han confirmado las conclusiones de la filosofía india: que el comer tarde y tomar alimentos pesados después de la puesta del sol, tiende a ralentizar la digestión y produce más grasa y los problemas de estómago.

En el Ayurveda, el sistema médico indígena, hace una descripción detallada de los efectos residuales de los diferentes tipos de cereales, verduras, especias, frutas, leche, cuajada, mantequilla, hierbas, minerales, etc.

Esto demuestra un profundo estudio y la investigación durante cientos de años. Ayurveda describe minuciosamente qué alimentos comer, cómo comer y cuándo comer.

*Para mantener un buen sistema digestivo debemos ver que:

1) La comida está bien cocida y comer caliente.
2) La utilización de trigo integral y arroz es lo adecuado.
3) Reducir o evitar el uso de harina y el arroz pulido.
4) Los alimentos fritos deben ser reducidos.

5) Basta de mantequilla. El requesón se debe incluir en la dieta.
6) Se debe tomar suficientes verduras, frutas crudas y cocidas y de temporada.
7) Los alimentos deben estar bien masticados.
8) Un intervalo de tiempo de 5 a 7 horas debe mantenerse entre dos comidas.
9) El hábito de comer o beber líquidos excepto agua o suero de leche entre las comidas deben ser estrictamente controlados.
10) El estómago es también una máquina y por lo que se debe dar tiempo suficiente para que deseche los restos de comidas, al menos uno o dos veces a la semana. En ese momento, sólo frutas o zumos de frutas o agua hervida se pueden tomar.

Seamos honestos, satisfacer nuestro paladar es uno de los mayores placeres de la vida. Comprende que puedes comer lo que quieras de vez en cuando, pero la señal de respeto a la naturaleza, que se da en forma de eructos, es la indicación que te la naturaleza de que es momento de decir "estoy lleno".

Debes dejar de comer cuando llegas a ese punto. Es una señal de color amarillo como el de los semáforos. Si eso no puedes para allí, entonces debes parar en la segunda señal, que es como una luz roja.

Si aun así continúas comiendo, incluso después de la segunda señal, por favor, entonces deberás tener en cuenta que estás invitando a los problemas a que aparezcan.

Los cambios en la alimentación son necesarios, la dieta, debe hacerse de acuerdo con los cambios de estación.

Recuerda aquello que estuvimos hablando sobre que el fuego en el estómago debe estar bien conservado y debe seguir siendo capaz de digerir los alimentos que consumes.

El uso liberal de jengibre, pimienta, los comestibles de sabor amargo, tomar el sol, el ejercicio regular, etc. ayudan a este fuego.

Mientras que el agua fría, bebidas frías, helados, y demás reducen el fuego y aumentan la carga sobre el sistema digestivo.

Ten en cuenta que el calor es la vida mientras que el frío es la muerte. Entonces debes elegir comer o beber en consecuencia.

Germinados Legumbres: puede que este tipo de alimentos sean consumidos por la mayoría de la gente, pero sin cocinar, pueden ser mezclados con ajonjolí, maní, repollo crudo, dátiles, uvas o un poco de azúcar morena.

Las legumbres germinadas son también muy buenas para reducir el peso. En este caso, cuando estas intentado perder peso debes dejar de lado, en la medida de lo posible las fechas, las pasas o el azúcar morena, para obtener los resultados que deseas.

Quiero que verifiques si estás haciendo todo correctamente, es por ello que te propongo que con bastante frecuencia hagas es prueba de alimentación. Así sabrás si estas llevando la alimentación adecuada para un proceso digestivo realmente efectivo.

La prueba es la siguiente: Después de cada comida, tomate un tiempo y cheque como te sientes. ¿Qué quiero decir con esto?

Estas con energía, con luz en el cuerpo y te sientes capaz de trabajar, ¿hasta incluso salir corriendo si fuese necesario? ¿O bien te sientes pesado, somnoliento o aburrido?

La respuesta a estas preguntas es la que determinara si estas transitando el camino correcto para perder peso y por sobre todas las cosas para estar saludable.

Como te sientes después de cada comida será el indicador de si estas comiendo en exceso o no; si lo haces rápido o tomas el tiempo necesario para masticar y degustar los alimentos.

Atención porque de aquí partirá la pauta de si tienes o no, un sistema digestivo debilitado.

Tal vez no te guste lo que voy a decir, pero la dieta por sí sola no te ayudará a bajar de peso. Tienes que darle a tu cuerpo el ejercicio que necesita. Como mencioné anteriormente, hace un par de siglos, la gente estaba involucrada en una gran cantidad de mano de obra.

Esto les dio a sus cuerpos todo el ejercicio que se necesitaban. Sin embargo, debido a los cambios en los estilos de vida, la mayoría de nosotros no tiene que realizar un trabajo extenuante. La mayoría de nosotros se sienta delante del ordenador todo el día o realiza otros trabajos sedentarios.

Es por ello que el ejercicio se convierte en crucial para la pérdida de peso. Generalmente las personas no aumentan de peso hasta llegar a los veinte años.

Pero una vez que cruzan la marca de los 25, a continuación, los signos del aumento de peso son verdaderamente visibles, y en todas partes del cuerpo, especialmente en la sección media.

Hay algo muy importante que tienes que entender si estás realmente teniendo en cuenta la posibilidad de perder peso. Tendrás que proveer conscientemente a tu cuerpo el ejercicio necesario para que la pérdida de peso se produzca de manera eficaz.

El solo hecho de mirar tu dieta, y hacerla de manera estricta, por sí solo no va a dar resultados, a menos que la juntes con el ejercicio adecuado.

Tienes que hacer un esfuerzo consciente para ello. Y la solución para esto es un trabajo de rutina. Este es el primer punto en esta sección y unos de los más importantes.

Fuera del trabajo... Es mejor para ti

Cuando pensamos sobre la vida en el campo, fuera de las grandes urbes, siempre hay algo optimista al respecto. ¿Qué es lo que la gente quiere fuera de la ciudad y que no?

Al reflexionar acerca de esto podemos concluir en que muchas de las almas tienen suerte comer bien, trabajan muy duro, (me refiero al trabajo físico real) y tienen muy buen sueño por las noches.

Pero la vida de la ciudad viene con un montón de condiciones. La gente en las ciudades generalmente es mucho menos saludable que la gente en las provincias. Una de las razones es la contaminación por supuesto, pero la otra razón es porque la gente en la ciudad no hace suficiente ejercicio.

Ahora bien, es necesario aquí hacer una aclaración. Cuando hablo sobre los cuerpos saludables por favor no te equivoques acerca de lo que me refiero. No estoy hablando de la clase de cuerpo de Miss Universo o de los cuerpos que ves en la televisión.

Estoy hablando de personas que están en condiciones. Y la forma física y el ejercicio son dos caras de una misma moneda. Los dos van de la mano.

Con el fin de mantenerse en forma, saben que necesitan hacer ejercicio y para el ejercicio es necesario para estar en forma. Pero sólo porque no estás en óptimas condiciones ahora, no significa que no debes hacer ejercicio.

 Y al igual que esas personas que sólo porque no tienen ningún exceso de grasa visible en su cuerpo ahora mismo, creen que no necesitan hacer ejercicio.

Esto es erróneo. El ejercicio es la mejor manera de evitar la obesidad, los trastornos cardiovasculares, la hipertensión y todos los trastornos relacionados con el estilo de vida bajo control.

En primer lugar, vamos a tener un punto de reflexión. Hacer ejercicio no significa necesariamente atormentarse mentalmente con un cuerpo perfecto. Si tienes el tiempo para ir a un gimnasio todos los días, entonces eso estás muy bien.

Pero supongo que la mayoría de nosotros no tenemos el tiempo para un trabajo regular en un gimnasio. Así que la otra alternativa es hacerlo en casa, por supuesto.

Sin embargo, tanto si es en casa o en un multi-gimnasio, hay algo que quiero decirte. Lo que estás haciendo, debes tratar de hacerlo con regularidad.

La consistencia es muy importante para que una rutina de ejercicios pueda lograr el efecto deseado en nuestro cuerpo.

Comenzar es la parte fácil, seguir una rutina regular de ejercicio es lo que verdaderamente se hace difícil y esto es lo que provoca que la mayoría de la gente tenga trabajada su parte media hacia arriba.

La mayoría de las personas tienen un bello comienzo. Compran ropa deportiva y ropa de gimnasia, zapatillas y un montón de otros equipos. Su primer día en el gimnasio es casi una fiesta.

Luego, a medida que pasan los días, les resulta cada vez más difícil satisfacer las demandas internas y profesionales y es por ellos que su rutina se ralentiza y llega finalmente a una completa sesión de ejercicios desgastados. En otras palabras, deja de funcionar por completo.

Es un hecho universal que el momento más elegido para hacer ejercicio es luego de la salida del trabajo, por las noches. Si te resulta fácil ejercitarte en las noches, entonces está muy bien.

Pero la mayoría de nosotros llegamos a esta altura del día saturados. Nos encontramos física y mentalmente agotados. Y en ese momento nuestros cuerpos se sentirán demasiado cansados para un ejercicio.

El resultado es que después de los primeros días de la elaboración, el interés sólo disminuye. La otra razón es que en las noches pueden surgir mil cosas, que se interpondrán en tu rutina de ejercicios.

Entonces apenas te quedara un poco de tiempo para un calentamiento. Así que lo mejor es reservar algo de tiempo para hacer ejercicio en la misma mañana.

Hay dos ventajas mas, además de que uno dispone de más tiempo en la mañana. La primera ventaja es que, en la mañana, nuestros cuerpos se encuentran frescos y llenos de energía. Ahora aquí quiero aclarar un punto.

Hay una creencia popular que el ejercicio reduce la energía del cuerpo, pero la verdad es que es todo lo contrario. La sangre fluye con más fuerza gracias al ejercicio y llega más a todas las diferentes partes del cuerpo.

De esta manera tu cuerpo se calienta y es por consecuencia de ello que después de hacer ejercicio, nos sentimos más cargados y listos para enfrentar los desafíos del día.

La segunda ventaja es que en la mañana podemos planificar todo el día sin dejar que la rutina de ejercicio afecte el resto de nuestras actividades.

¿Qué pasa con aquellos que nunca han ejercitado antes? En estos casos puede que tenga que empezar bajo la supervisión personal de un instructor y que puede requerir que vayas a un gimnasio.

La verdad es que yo sugiero dos cosas sencillas que cualquiera puede hacer y que no requieren la ayuda de ningún profesor.

¿Sabes qué es esto? Se trata de caminar y nadar. Cualquier persona puede caminar y los que saben nadar pueden nadar. Para estas dos actividades no necesitas mucho equipo y los expertos dicen que estos dos ejercicios no tienen efectos secundarios y son excelentes cazadores de estrés. Además, benefician todas las partes de tu cuerpo.

Así que, pon el despertador por la mañana sólo media hora antes, te pones tus zapatos para caminar y a golpear las carreteras. La mayoría de las carreteras se encuentran con menos gente a esta hora y menos contaminada también.

Es una forma maravillosa de empezar el día. A continuación, he incluido algunos puntos sobre cómo iniciar y mantener una buena rutina de ejercicios.

Consejos de entrenamiento por la mañana

como mencionamos con anterioridad, hay muchas personas, que no pueden escoger un momento ideal en el día para realizar actividad física. A esas personas solo les queda ejercitarse cuando pueden.

Pero si buscamos los beneficios y que es lo más conveniente podemos decir que lo mejor es hacerlo por las mañanas, antes de comenzar a transitar la vorágine del día a día.

La buena noticia es que los estudios muestran que las personas que se ejercitan en la mañana son mucho más proclives a continuar con sus entrenamientos una vez que se acostumbran a levantarse en ese momento, ya que se convierte en un hábito.

En general, para que algo se convierta en un hábito que hay que hacerlo de forma continua durante un período de una o dos semanas y en ese momento se convertirá en automático.

Con el tiempo, incluso se podría encontrar que se llega al punto de que, si se olvida de tomar un entrenamiento por la mañana, simplemente no se siente bien el resto del día.

El poder incorporar este hábito a tu estilo de vida es más que bueno porque además de los beneficios inmediatos que obtendrás, es probable que hagas actividad física una gran parte de tu vida.

Si decides hacer ejercicio en la mañana, hay tres cosas que debes saber.

1. El calentamiento es aún más crítico e indispensable

Puesto que está despertando para comenzar el día, es probable que tu cuerpo sienta un poco de dolor y rigidez. Esto hace que sea aún más importante que lo hagas pasar un poco de tiempo extra realizando tu calentamiento.

Esto te dará mayor rendimiento a la hora de aumentar el esfuerzo que harás durante el entrenamiento, así como también reducirás el riesgo de lesión.

Siempre es una buena idea comenzar cada ejercicio de levantamiento de peso con una serie de calentamiento para llevar gran cantidad de sangre a los músculos y acostumbrarlos a la contracción y el proceso de relajación.

Si lo haces, te ayudará a levantar más peso en los ejercicios restantes, dejándote ver un progreso más rápido.

2. Debes comer antes

No a mucha gente le gusta comer a primera hora de la mañana. Lo más probable es que no sientas realmente hambre y el pensamiento en alimento puede, incluso, hacer que te sientas algo nauseabundo.

Sin embargo, saltarse las comidas preentrenamiento, no es una buena idea porque, en primer lugar, tu cuerpo ha pasado por el período de toda la noche sin comida y la glucosa en la sangre es probable que se encuentre baja y en segundo lugar, porque a fin de prevenir lesiones musculares durante el entrenamiento debes tener un poco de proteína en tu sistema.

Muchos deportistas que hacen sus rutinas por la mañana eligen tomar un batido en lugar de alimento sólido para esta comida y está perfectamente bien.

Trata de obtener tanto los hidratos de carbono como las proteínas en este batido para que te aporte la energía que necesitas y el suministro de los músculos con los aminoácidos.

Tú quieres evitar tomar grasas, sin embargo, como se hará más lento el proceso de la digestión y simplemente te pesará.

3. La preparación es la clave

Es probable que te encuentres un poco cansado después de uno o dos días de intentar un entrenamiento por la mañana. Si no tienes preparados los alimentos y la ropa disponible para salir a entrenar, es probable que la cama se sienta demasiado cómoda y no serás capaz de encontrar la motivación necesaria para levantarte.

Cuando sabes que todo está a la espera, te podría dar ese extra que necesitas para salir de la cama. Otro consejo es que puedes intentar poner el despertador fuera de la habitación.

De esta manera tendrás que levantarte para acudir a apagarlo (en caso de que desees volver a dormir) y una vez que estés físicamente fuera de la cama, tus posibilidades de quedarte levantado del todo son mucho mayores.

También es posible que desees establecer su taza de café en un temporizador automático si hay un modo de puedes tomar una taza antes de tu entrenamiento.

Muchos estudios han demostrado que las personas son capaces de entrenar en una intensidad más alta después de consumir cafeína, por lo que este podría ser un consejo muy práctico y beneficioso.

Irse a la cama a una hora decente la noche anterior también es fundamental. Si duermes pocas horas, estarás mucho más cansado (obviamente) e incluso si te las arreglas para meterte en el gimnasio, la eficacia de ese entrenamiento se es cuestionable.

Así que, si tienes una agenda muy ocupada, no dejes que esto te impida hacer del ejercicio una parte de tu estilo de vida.

Simplemente toma las medidas necesarias para adquirir el hábito de ejercitarte por las mañanas y de manera frecuente. Y en poco tiempo podrás comenzar a ver y sentir los grandes resultados.

www.ingramcontent.com/pod-product-compliance
Lightning Source LLC
Chambersburg PA
CBHW051229250726
48655CB00006B/2671